MÉMOIRE

SUR LE TRAITEMENT

DES

FRACTURES NON RÉUNIES

ET DES

DIFFORMITÉS DES OS

PAR

DANIEL BRAINARD, M. D.

Professeur de chirurgie au collège médical de l'Illinois, à Chicago,
chirurgien de l'hôpital général,
Ex-vice-président de l'association américaine,
Président de la Société médicale de l'Illinois,
etc., etc.

Avec 19 figures dessinées d'après nature, gravées sur cuivre.

A PARIS,
CHEZ J.-B. BAILLIÈRE,
LIBRAIRE DE L'ACADÉMIE IMPÉRIALE DE MÉDECINE,
RUE HAUTEFEUILLE, 19.
A LONDRES, CHEZ H. BAILLIÈRE, 219, REGENT STREET.
A NEW-YORK, CHEZ H. BAILLIÈRE, 290, BROADWAY.
A MADRID, CHEZ C. BAILLY-BAILLIÈRE, CALLE DEL PRINCIPE, 11.
1854

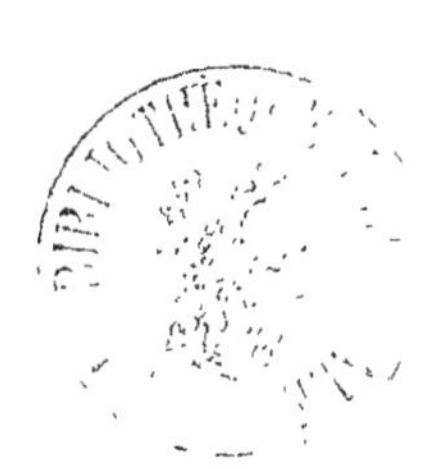

MÉMOIRE

SUR LE TRAITEMENT

DES FRACTURES NON RÉUNIES

ET DES DIFFORMITÉS DES OS.

MÉMOIRE

SUR LE TRAITEMENT

DES

FRACTURES NON RÉUNIES

ET DES

DIFFORMITÉS DES OS

PAR

DANIEL BRAINARD, M. D.

Professeur de chirurgie au collége médical de l'Illinois, à Chicago,
chirurgien de l'hôpital général,
Ex-vice-président de l'association américaine,
Président de la Société médicale de l'Illinois,
etc., etc.

Avec 19 figures dessinées d'après nature, gravées sur cuivre.

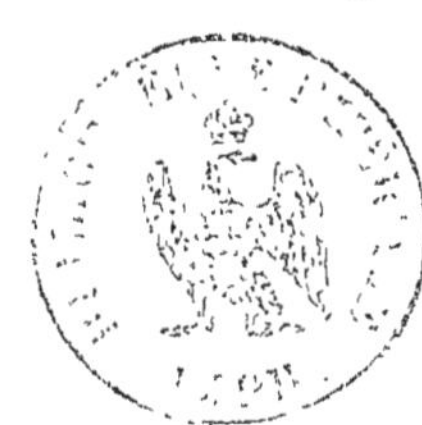

A PARIS,
CHEZ J.-B. BAILLIÈRE,
LIBRAIRE DE L'ACADÉMIE IMPÉRIALE DE MÉDECINE,
RUE HAUTEFEUILLE, 19.

A LONDRES, CHEZ H. BAILLIÈRE, 219, REGENT STREET.

A NEW-YORK, CHEZ H. BAILLIÈRE, 290, BROADWAY.

A MADRID, CHEZ C. BAILLY-BAILLIÈRE, CALLE DEL PRINCIPE, 11.

1854

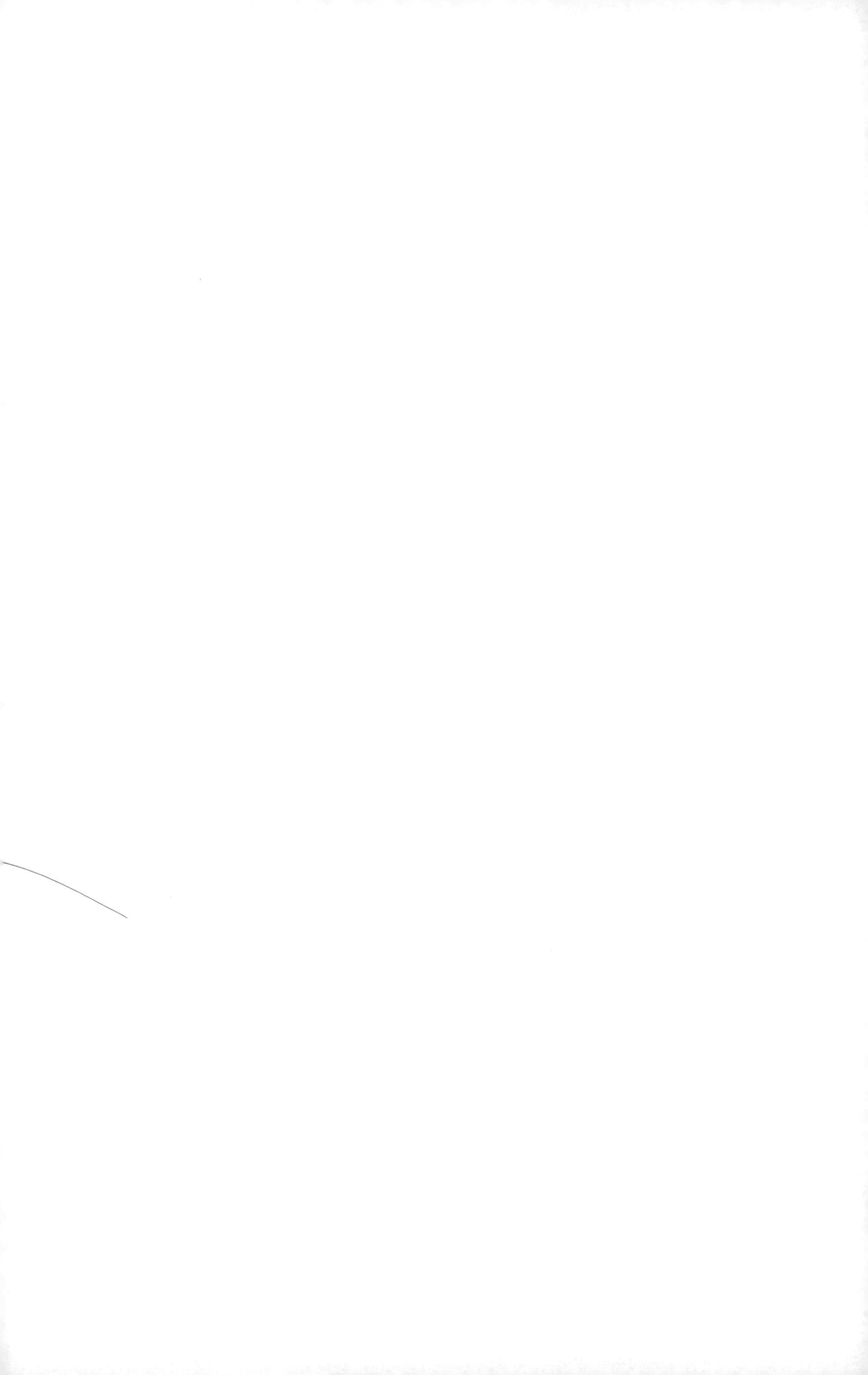

A

M. LE BARON LARREY,

CHIRURGIEN PRINCIPAL
ET PROFESSEUR DE CLINIQUE CHIRURGICALE
A L'HÔPITAL MILITAIRE DU VAL-DE-GRACE, MEMBRE
DE L'ACADÉMIE IMPÉRIALE DE MÉDECINE,
CHIRURGIEN ORDINAIRE DE SA MAJESTÉ L'EMPEREUR, ETC.

Hommage d'estime et de reconnaissance.

INTRODUCTION.

Le but de cet ouvrage est :

1° D'établir par des expériences les principes sur lesquels doit reposer le traitement des fractures non réunies, et de montrer que ces principes sont applicables à l'homme.

2° De proposer une nouvelle méthode de traitement pour certaines difformités qui résultent de la vraie ankylose, de la réunion anguleuse des fractures, des courbures rachitiques, etc.

Il se divise en trois parties :

1° Recherches sur l'action des corps étrangers au contact des os et sur certaines blessures de l'os.

2° Traitement des fractures non réunies par la perforation sous-cutanée des os. Exemples de ce mode de traitement.

3° Traitement des difformités des os par la perforation sous-cutanée. Expériences à ce sujet.

Il n'est pas nécessaire de rappeler au lecteur que je ne me propose pas d'écrire une monographie d'aucun des sujets dont je parle. Je me propose de ne développer que les points relatifs aux principes ou à l'application de mon traitement.

Parmi ceux qui m'ont aidé dans mes recherches, je dois surtout des remercîments à M. le baron Larrey, qui a eu l'obligeance de mettre à ma disposition le musée du Val-de-Grâce, sa bibliothèque particulière, et les notes qu'il possédait sur le sujet de ce mémoire.

Il eut, en outre, la bonté de me mettre à même de démontrer sur le cadavre l'application de ma méthode de traitement et de l'exposer aux élèves de l'hôpital d'instruction. J'ajouterai, non sans une certaine satisfaction, qu'il approuve mon traitement. Il en a reconnu la nouveauté et la justesse.

Quand je parle de sa nouveauté, puisse-t-on ne pas m'imputer de prétendre que d'autres n'ont pas, avant moi, cherché à instituer un traitement du même genre. Au contraire, je suis fier de le reconnaître, bien des chirurgiens de notre époque se sont proposé ce but. Mais jusqu'ici aucun d'eux ne passe pour avoir mis en pratique ou seulement démontré les principes d'après lesquels on doit faire l'opération. Ainsi, J. Guérin, qui a tant fait pour la chirurgie sous-cutanée, m'a dit qu'il avait essayé de *ruginer les os* par la méthode sous-cutanée, et qu'en général ces opérations n'avaient point réussi. On dit que, sans plus de succès, Blandin a essayé de diviser le tissu qui se forme entre les extrémités des fragments, et plusieurs chirurgiens ont proposé d'attaquer ces extrémités avec une vrille, instrument incapable de pénétrer dans le tissu compacte de l'os, comme chacun peut s'en convaincre par lui-même.

Ceux qui liront attentivement les expériences que je rapporte, verront que, quant aux principes et aux résultats, il est très différent de ruginer les extrémités osseuses et d'y pratiquer plusieurs fois des perforations qui les traversent.

Les chirurgiens se sont aussi occupés de ce qui a rapport à la division sous-cutanée de l'os au moyen de la scie; et ils ont imaginé pour cette opération différentes espèces de scies. Mais que je sache, personne n'a réussi à perfectionner un semblable instrument au point de ne pas craindre de le présenter aux gens de l'art.

Il m'est donc permis d'espérer que l'on considérera comme un progrès l'opération que je propose dans cet ouvrage. Sous plus d'un rapport, elle est nouvelle. Elle est d'accord avec des principes bien connus de pathologie et de physiologie, qui lui assureront, je l'espère, la bienveillante considération des chirurgiens (1).

(1) Je dois des remercîments tout spéciaux au docteur J. W. Green, qui m'a beaucoup aidé dans les expériences que j'ai faites, et qui a eu la bonté de dessiner les pièces qui sont représentées dans les planches.

MÉMOIRE

SUR LE TRAITEMENT

DES FRACTURES NON RÉUNIES

ET DES DIFFORMITÉS DES OS.

CHAPITRE PREMIER.

DE L'ACTION DES CORPS ÉTRANGERS LAISSÉS EN CONTACT AVEC LES OS, DANS LES ARTICULATIONS, ETC.

On trouve disséminés dans bien des ouvrages de chirurgie, dans les travaux des sociétés médicales, dans les journaux de médecine, etc., les faits qui se rapportent à ce sujet. Les pièces pathologiques qui nous en donnent des exemples sont éparses aussi dans les musées de divers pays.

Il ne sera pas inutile, je pense, de rassembler ces faits et ces exemples, de les grouper dans des chapitres appropriés, en nombre suffisant pour qu'ils puissent servir de données à des déductions pathologiques et pratiques, et d'éclaircir encore le sujet quand il sera nécessaire par des expériences sur les os des animaux. La difficulté que j'éprouvai d'obtenir sur ce point les connaissances suffisantes y attirèrent mon attention, et je crus qu'il manquait un travail de ce genre pour remplir la lacune qui existe dans la science chirurgicale. Ce travail a une portée évidente sur l'extraction des balles et des corps étrangers, sur l'emploi des sétons, des chevilles, etc., dans les cas de fractures non réunies. On verra que ses rapports avec la physiologie et la pathologie du système osseux ne sont pas moins directs.

On peut diviser les corps étrangers en :

1° Corps métalliques ;

2° Corps non métalliques.

En étudiant les effets des corps métalliques, on verra ces corps :

1° Disposés de façon à ne pas produire la suppuration ;

2° Situés de telle sorte qu'ils la produiront et l'entretiendront.

Il n'y a pas lieu de faire cette distinction pour les corps non métalliques. Qu'ils soient en totalité ou en partie enfoncés sous le périoste, ils produiront la suppuration dans presque tous les cas et l'entretiendront tant qu'ils seront en contact avec les os.

§ Ier. De l'action des corps métalliques au contact des os n'entraînant pas la suppuration.

La suppuration ne s'entretiendra pas dans deux cas différents :

a. Quand le trajet par lequel a passé le corps étranger se referme sans suppurer.

b. Quand la suppuration s'établit jusqu'à un certain point au contact du corps, mais se termine par cicatrisation sans son élimination.

Si un corps métallique est en contact avec la portion compacte d'un os, qu'il soit inséré à sa surface, enfoncé dans sa substance, ou logé dans le centre de l'os, il ne produira, dans bien des cas, d'autre altération que l'induration du tissu osseux. Tous les grands musées fournissent des exemples de ce genre ; nombreux surtout dans les établissements militaires, comme le musée du Val-de-Grâce de Paris, ou celui de Chatham près de Londres.

Le musée du collége royal des chirurgiens à Londres (*royal College of surgeons*) en possède un spécimen remarquable. C'est une balle de plomb incrustée dans la substance osseuse de la lame postérieure d'un canal vertébral, et à l'intérieur duquel on la voyait proéminer. Elle y resta plusieurs années sans s'ébranler et sans produire de changement appréciable dans l'os. Au musée Dupuytren, il y a une balle de plomb enfoncée sur le côté d'un des trous du sacrum.

Au musée du Val-de-Grâce, il y a sept pièces de ce genre : deux de balles à la surface du crâne, une sur le fémur, deux sur le tibia et deux sur la partie externe de l'ilium ; elles montrent toutes les mêmes résultats.

Les chirurgiens du dernier siècle croyaient important d'extraire ces balles à cause de la suppuration et de la nécrose qu'elles peuvent occasionner.

C'était la pratique de Percy, mais il dit : « Néan-
» moins des balles que l'on a abandonnées avec
» intention ou parce qu'on ne pouvait faire autre-
» ment, sont restées dans les os sans déranger la
» cicatrisation et sans causer d'inconvénients. J'ai
» connu un vieux carabinier qui porta pendant vingt
» ans, au milieu du tibia, une balle dont je fis
» l'extraction après sa mort. Berilgier guérit un
» soldat qui ne voulut pas permettre l'extraction
» d'une balle logée dans l'humérus (1). »

Ravaton, Collignon et Schmucker, en ont trouvé dans le maxillaire supérieur. Ces balles étaient enclavées, et Percy lui-même en a trouvé ainsi dans le corps des vertèbres. Ravaton parle du cas d'une balle incrustée dans la table antérieure du sinus frontal (2).

Baudens dit :

« La carie, la nécrose, la suppuration longue et
» souvent interminable, entretenues par la présence
» d'un projectile, ne guérissent ordinairement qu'a-
» près l'extraction du corps étranger. Il y a cepen-
» dant des exceptions à cette règle, et plus d'un fait
» atteste que des balles abandonnées dans le tissu
» osseux peuvent y prendre à la longue privilége de
» domicile sans donner naissance à des accidents
» notables. Ils forment alors, dans la plupart des
» cas, le centre d'une exostose plus ou moins volu-

(1) *Manuel du chirurgien d'armée*, par Percy. Paris 1792.

(2) *Le chirurgien d'armée, ou Traité des plaies d'armes à feu et armes blanches*, par Ravaton. Paris, 1768.

» mineuse. Cette exostose des parties dures remplace » le kyste cellulo-fibreux qui isole ces balles dans » les parties charnues.

» Un soldat reçut à Austerlitz une balle qui resta » enclavée dans le pariétal gauche ; il mourut en » 1827. Je la trouvai entre les deux tables osseuses. » Il n'y avait pas d'exostose en dehors du crâne ; » mais en dedans je trouvai une végétation osseuse » grosse comme la moitié d'un œuf de poule (1). »

Ce cas est certes fort remarquable, surtout en ce qui a trait à cette végétation osseuse. Pour moi, je ne saurais la considérer comme la règle générale. Au contraire, cet exemple serait unique, faisant abstraction de cette induration qui tient lieu du kyste des parties molles.

Dupuytren dit, au sujet des balles logées dans les os (2) : « Elles y restent rarement sans produire » des accidents graves. On pourrait citer de nom- » breuses observations prouvant que la présence » d'une balle dans le tissu osseux produit presque » toujours la carie ou la nécrose. »

C'est aussi la doctrine que soutient Guthrie : « Si » la balle est logée dans l'extrémité d'un os et qu'on » n'en fasse pas l'extraction, elle l'altère ordinaire- » ment, et produit une carie de l'articulation. Mais » dans le corps d'un os long, elle amène en général » la nécrose (3). »

(1) *Clinique sur les plaies d'armes à feu.* Paris, 1836.

(2) *Traité théorique et pratique des plaies par armes de guerre.*

(3) *On gunshot wounds*, p. 91-93.

Picton rapporte d'un soldat, qu'une pointe de lance, longue de deux pouces et demi, se brisa dans son articulation scapulo-humérale, et entra dans la tête de l'humérus. « Elle y séjourna huit semaines » sans produire le moindre accident. Au bout de » ce laps de temps, il en fit l'extraction (1). »

Il serait facile de multiplier des exemples de ce genre. Ceux que nous avons déjà présentés, joints au résultat des expériences que nous allons citer sur les os des animaux, suffisent néanmoins pour montrer que la plupart des corps métalliques, au contact des os, ne produisent pas, par cela même, ni végétations osseuses, ni d'accidents graves, excepté dans le cas des balles projetées assez violemment pour altérer la texture de l'os (2).

Les expériences sur les os des animaux éclaircissent parfaitement ce sujet. Nous citerons, par exemple, celles que fit M. Flourens pour montrer le développement des os et la formation du cal (3). Les épingles dont on traversa les os de quelques lapins, les fils de fer dont on les entoura, et les petits morceaux de métal qu'on introduisit sous le périoste, n'y produisirent que de très légers changements. Il y eut seulement absorption du tissu en-

(1) *Recueil des mémoires de médecine, de chirurgie et de pharmacie militaires*, vol XI. Paris, 1822, p. 226.

(2) Voyez, pour de plus amples informations, la *Gazette médicale*, 1848, p. 151. — *Relation médicale de campagnes et voyages*, par D. Larrey. Paris, 1841. — *Dictionnaire des sciences médicales*, édit. en 60 vol., art. CORPS ÉTRANGERS.

(3) *Théorie expérimentale de la formation des os*. Paris. 1847.

vironnant le corps étranger, que celui-ci fût logé sous le périoste, dans le corps de l'os ou dans la cavité médullaire.

Dans ces circonstances, les corps étrangers peuvent donner lieu à une inflammation dont le résultat est une altération du périoste qui rend rugueuse la surface de l'os.

On trouve des exemples de ce mode d'action dans presque tous les traités de chirurgie militaire ; il en existe des spécimens dispersés çà et là dans beaucoup de collections. On en trouve un exemple remarquable au Val-de-Grâce. L'inflammation chronique altéra graduellement la structure des muscles et des ligaments ; l'immobilité ainsi produite et l'inflammation de l'os amenèrent une ankylose de la hanche.

Si le corps métallique est en contact avec la substance spongieuse des os, dans bien des cas ses effets ne différeront aucunement de ceux qui résultent de sa présence dans le tissu compacte ; mais ils ont plus de tendance à y produire l'absorption. On voit, fig. 2, pl. I, un bon exemple de ce genre ; il est tiré du musée du Val-de-Grâce. Peu à peu la balle avait produit une large cavité qui occupait la tête et le col de l'os. L'histoire de ce cas nous manque, ce qui ne nous permet pas de dire avec certitude s'il y avait eu ou non suppuration.

Au musée Dupuytren se trouve un exemple de balle enclavée dans l'os iliaque ; elle y avait produit le même effet, mais à un degré moindre.

§ II. De l'action des corps métalliques au contact des os, produisant et entretenant la suppuration.

Dans ce cas-ci, leurs effets ne diffèrent pas de ceux des corps non métalliques; la surface qu'ils touchent se couvre bientôt de granulations, et ce contact ne tarde pas à amener une absorption de l'os. Si l'on fait l'extraction, la cicatrice se forme, et peu à peu la cavité se remplit.

Des exemples de ce genre doivent être rares dans les musées, hormis pourtant ceux que j'ai déjà cités, et qui peuvent prendre place ici. L'histoire de ces cas nous manque, et il est difficile d'émettre sur ce sujet des opinions certaines. Néanmoins des expériences l'éclaircissent facilement.

On traversa, près de sa surface, le radius d'un jeune chien avec un bout de fil de fer dont les extrémités projetaient au dehors. Au bout de dix jours, il ne tenait plus et tombait. Après dix-huit jours, la cavité qu'il avait produite était remplie en partie, mais présentait encore l'apparence que nous représentons fig. 6, pl. I.

§ III. De l'action des corps non métalliques au contact des os.

Ces corps produisent presque toujours de la suppuration, et il n'y a d'exception que lorsqu'ils sont très petits ou placés dans des circonstances toutes particulières.

Pour éclaircir cette partie de mon sujet, je fis

des expériences sur des chiens, en traversant leurs os avec des sétons, dont il est important de connaître parfaitement les effets, à cause de leur emploi fréquent en chirurgie.

1° Je mis un séton composé d'un gros fil de coton double, à la surface du radius d'un jeune chien, sous le périoste et entre le radius et le cubitus. Au bout de dix-huit jours, je trouvai une profonde excavation, qui comprenait environ le tiers du diamètre de l'os. Le cubitus, distant du séton à peu près d'une ligne, n'avait subi aucun changement. Le radius est représenté fig. 5, pl. I.

2° Je mis un séton composé d'un bout de laine en contact avec le tibia et le péroné d'un jeune chien; je l'y laissai vingt-neuf jours. Au bout de ce laps de temps, je vis qu'il s'était produit une profonde excavation, au fond de laquelle l'os était nécrosé. L'épiphyse de l'extrémité inférieure de l'os était en partie séparée. (Voy. fig. 3, pl. I.)

3° Je mis un séton composé de fils de soie en contact avec la surface du tibia et du péroné du même chien. Au bout de vingt-neuf jours (voy. fig. 4, pl. I), je trouvai une légère excavation parfaitement polie et uniforme.

Il résulte de ces expériences, que des sétons composés des trois substances que j'ai employées produisent l'absorption et l'inflammation de l'os. La laine produit le plus d'effet, puis le coton, et enfin la soie.

§ IV. Effets produits par des morceaux de bois.

Des morceaux de bois mis en contact avec l'os produisent absolument les mêmes effets que les sétons. Ils produisent l'inflammation et l'absorption, comme le démontre l'expérience suivante :

Je perforai, vers son milieu, le tibia d'un jeune chien et j'y insérai une petite cheville de bois qui remplissait parfaitement le trou. Je brisai la cheville au niveau de l'os sous la peau. Au bout de dix-huit jours, la cheville de bois était entourée de pus, un petit abcès s'étendait des deux côtés de l'os sous la peau, et le trou lui-même était devenu trois fois plus grand. La surface du bois n'avait subi aucun changement. (Voy. fig. 8, pl. I.)

§ V. Effets produits par des morceaux d'os et d'ivoire.

Ces effets ne peuvent être mieux expliqués que par l'action des séquestres ; l'os nécrosé ressemblant en tous points à un corps étranger.

La première action qui se manifeste entre cet os et l'os voisin encore en vie, c'est l'absorption.

Cette absorption attaque-t-elle la partie morte, celle qui est encore en vie ou l'une et l'autre à la fois. Flourens rapporte à ce sujet les expériences suivantes qu'il considère comme concluantes. Il mit un morceau de la côte d'un lapin dans la cavité médullaire de *l'os d'un chien, et en contact avec l'os*. Trouvant, au bout d'un certain temps, que l'os de lapin avait diminué, il en tira la conclusion suivante : la membrane médullaire absorbe l'os. Plaçant un morceau de côte de lapin sous le périoste et en contact avec l'os, il le trouva, au bout de quelque temps, diminué comme dans le cas précédent. Il en conclut que le périoste absorbe l'os comme la membrane médullaire.

Un moment de réflexion suffit pour montrer que ces deux déductions ne sont pas contenues dans les prémices.

Dans l'expérience où le morceau de côte fut placé sous le périoste, il fallut vingt-six jours pour le rendre irrégulier. L'effet fut le même dans celle où le morceau de côte fut placé dans le canal médullaire.

Avant de tirer semblable conclusion, il faut savoir l'effet de la température du corps et l'action du pus d'un abcès sur un morceau d'os qui macère ainsi pendant longtemps.

Pour le moment, nous admettons comme certaine l'opinion suivante : « On découvre, en général, » des granules osseux dans le pus qui s'échappe d'un » os nécrosé. Si l'on examine un échantillon de ce » pus au microscope, avec un grossissement de » 500 diamètres, on distinguera facilement, parmi » les globules du pus, une matière granuleuse fine, » immédiatement soluble dans l'acide chlorhydrique » étendu. C'est un fait que j'ai observé il y a long- » temps. Mais c'est par des analyses chimiques que

» M. Bransby Cooper a démontré la présence du » phosphate de chaux dans ce pus (1). »

M. Gulliver fit l'expérience de laisser pendant plusieurs mois des fragments d'os en contact avec les tissus, et il ne les trouva jamais absorbés (2).

Il suffit d'examiner avec soin le pus de quelques nécroses pour y voir la substance osseuse du séquestre désagrégée par la macération. Cette action se manifeste d'abord sur les parties les plus spongieuses, et aussi facilement à l'intérieur du séquestre qu'à sa surface en contact avec le tissu vivant.

M. Malgaigne représente des éclats d'os qui, après sept ans de séjour, en offraient à peine quelques traces à leur surface externe. Avant lui Dufouart, qui réclame la découverte de ce fait, avait dit, en parlant du séquestre (3) : « Le séquestre amène » quelquefois un abcès, quelquefois la gangrène ; » quelquefois il s'y produit une macération inter- » stitielle qui pénètre par degrés le morceau d'os, en » sépare les fragments qui finissent par sortir, en- » traînés par le liquide qui les fait macérer. »

Quant aux fragments d'os placés par M. Flourens sous le périoste, il serait tout aussi correct de dire qu'ils avaient été absorbés par les vaisseaux de l'os que par ceux du périoste. On peut lui faire la même objection lorsqu'il conclut que la membrane mé-

(1) *Lectures on histology*, by John Queckett. London, 1752.

(2) *Medic. chirurg. transactions*. London, 1848, vol. XXIII.

(3) *Analyse des blessures d'armes à feu*. Paris, 1801, pag. 214.

dullaire absorbe l'os mis en contact avec elle ; et, d'ailleurs nous l'avons dit, ne peut-on pas lui objecter que du liquide purulent et une certaine température doivent nécessairement agir sur un morceau de côte de lapin !

Voici les changements que j'ai observés sur des os affectés de nécrose ; changements qui résultent entièrement de la présence du séquestre comme corps étranger :

1° Une action d'absorption sur l'os encore en vie, en tout semblable à celle qui se manifeste autour du bois placé dans une perforation de l'os. Mais si la surface du séquestre devient irrégulière, tandis que celle du bois n'est pas affectée, cette différence ne provient pas de ce que les vaisseaux de l'os se seraient étendus de la partie vivante à la partie morte, absorbant ainsi cette dernière ; mais de ce que le séquestre se compose de substances plus ou moins capables d'être affectées par la macération. En effet, la désagrégation est plus rapide dans les parties de l'os, spongieuses naturellement, ou à la suite d'inflammation ; elle l'est moins dans ses parties compactes.

La figure 3, planche II, représente un séquestre entouré de tissu osseux où l'absorption commence.

2° Il se produit ensuite une nouvelle formation d'os qui entoure le séquestre et le renferme comme dans un étui. L'absorption qui s'était manifestée s'arrête sur certains points ; elle continue sur d'autres.

On voit aussi la formation du nouveau tissu osseux s'interrompre en quelques points, ailleurs elle continue.

L'absorption se produit aux endroits où le séquestre est en contact avec le nouveau ou avec l'ancien tissu osseux, et il y a formation d'os sur les points où le séquestre s'en éloigne.

La position du membre, l'action de la pesanteur, la contraction des muscles, etc., déterminent le point où le séquestre appuie sur l'os. Dans la nécrose du fémur le séquestre se porte en bas et en arrière, le malade étant généralement couché ou se promenant la jambe demi-fléchie. La portion spongieuse de l'extrémité inférieure du fémur étant d'abord absorbée, le séquestre descend dans l'espace poplité, surtout si ce séquestre comprend une grande partie du corps de l'os. Quand le malade marche malgré sa maladie, il n'est pas rare de voir descendre le séquestre à tel point, qu'il rencontre la face postérieure du tibia, et il en produit l'absorption.

Il se trouve un exemple de ce genre au musée Dupuytren; il est représenté fig. 2, pl. II.

Quand la nécrose occupe une grande partie du corps du tibia, le séquestre se porte en général en bas et en avant, entraîné par l'action de la pesanteur et par celle des muscles qui tendent à fléchir la jambe en arrière.

Quand des séquestres de petites dimensions, et en certain nombre, sont un peu distants l'un de l'autre, ils produisent, par leur contact avec l'os de nouvelle formation, des ouvertures nombreuses qui se referment dès que ces fragments osseux sont éliminés. Ainsi s'expliquent les ouvertures fistuleuses multiples, communiquant toutes avec une même cavité, point sur lequel on a dit tant de choses sans fondement.

On ne saurait croire, en effet, que la nature produisît et entretînt des ouvertures larges et nombreuses pour ne laisser suinter tous les jours que quelques gouttes de pus, quand il aurait suffi pour cela d'un petit trajet fistuleux.

En ce point nous pouvons nous arrêter pour considérer en quoi les faits que nous avons passés en revue peuvent s'appliquer pratiquement à la chirurgie et à la physiologie. Nous pouvons en tirer les conclusions suivantes :

1° Les corps étrangers de toute espèce laissés ou maintenus en contact avec un os de manière à entretenir la suppuration produisent l'absorption de cet os et n'ont aucune tendance à amener la formation du cal. L'usage des sétons, des chevilles, des fils de fer en vue de déterminer la formation du col, repose sur des principes faux ; leur emploi est même dangereux. Qu'on se serve du séton si l'on veut diviser un os ou maintenir une fausse articulation, mais non si l'on veut réunir les fragments.

2° On pourra extraire des séquestres ou des corps étrangers enclavés dans un os, quand, en le perforant ou par tout autre moyen, on parviendra à appliquer sur ces corps des instruments ou des ligatures dont la traction permanente, bien que modérée, les attirera dans le sens voulu. Par leur pression sur l'os encore en vie, ils y détermineront une absorption dans le sens de la traction qu'ils subissent.

3° Cette propriété d'absorption, qui se manifeste dans les os et que l'on attribue au périoste et à la membrane médullaire, appartient également au tissu osseux, ce que prouve l'insertion des chevilles dans les os perforés. L'absorption s'y manifeste contre les deux membranes comme aux points qui sont compris entre elles.

Nous nous servons de ce mot *absorption* pour obéir à l'usage, lorsque nous indiquons cet accroissement de la perforation qui se manifeste autour de la cheville. Rien ne prouve qu'il y ait là une *absorption* véritable ; il est tout aussi probable que la matière osseuse est entraînée par la suppuration.

CHAPITRE II.

DE L'ACTION DES CORPS ÉTRANGERS SUR LA FORMATION DU CAL.

Nous avons montré que les corps étrangers n'ont aucune tendance à produire le cal; qu'ils produisent, à quelques rares exceptions près, une absorption plus ou moins considérable du tissu osseux.

Nous nous proposons maintenant une autre recherche qui se rattache intimement à la précédente, mais qui en est distincte.

Ont-ils une tendance à prévenir la formation du cal?

Jusqu'à quel point peuvent-ils l'empêcher?

Nous trouverons une réponse à ces questions dans les cas de fractures chez l'homme où l'affection de l'os amène la nécrose des extrémités des fragments ou quand des esquilles y sont interposées. Guy aîné (1) eut la bonté de me faire voir un bel exemple du premier genre qui se trouve dans sa collection : c'est une fracture du fémur. L'extrémité d'un des fragments est nécrosée et entourée d'une cavité étendue, constituée par un cal en virole développé sur les deux fragments et loin de la partie nécrosée.

(1) Rue de l'École-de-Médecine, à Paris.

Plus tard la pression de cette partie sur un point du cal en détermina l'absorption et occasionna l'hiatus représenté fig. 1, pl. II.

On trouve au musée du Val-de-Grâce un exemple du second genre. Un petit fragment osseux resta interposé entre les deux extrémités d'un os rompu. La réunion s'opéra au moyen de deux jetées osseuses séparées par un intervalle dans lequel était logé le fragment.

Dupuytren décrit parfaitement ce genre de réunion. En parlant des éclats d'os primitifs ou secondaires, il dit qu'ils sont éliminés de la même manière que les séquestres. « Tant que dure ce » travail d'élimination, les fragments ne peuvent » se réunir; néanmoins il se forme à la longue une » virole osseuse qui les unit à leur circonfé» rence (1). »

M. A. Bérard cite, d'après Rossi, le cas d'une balle logée dans le canal médullaire de l'humérus, et qui empêcha la réunion.

M. Vogelvanger traita et guérit en soixante-quatre jours une fracture du fémur avec plaie extérieure. Deux ans après le sujet mourut ; on trouva à l'autopsie un morceau de fer long de 30 lignes implanté dans le cal et qui en projetait de 15 lignes environ.

M. Malgaigne cite avec raison ce cas comme un miracle. Il donne la figure d'un os maxillaire supérieur brisé par une décharge de plombs ; on trouva les grains de plomb enfoncés dans le cal.

(1) *Traité théor. et prat. des blessures par armes de guerre.*

Il ajoute : « J'ai parmi mes dessins celui d'une » fracture du fémur produite par une balle qui resta » entre les deux fragments, comme le montre le » vide qui les sépare. Un cal solide les avait réunis » à la partie postérieure. »

On remarquera que les corps métalliques ont moins d'action que les corps non métalliques.

Il est inutile de multiplier ces exemples ; il s'en trouve dans toutes les collections de pièces pathologiques.

Les faits présentés ci-dessus nous permettent d'avancer que les corps étrangers, entretenant la suppuration, empêchent la formation du cal à une certaine distance autour d'eux.

Mis en regard de ceux qui les précèdent, ils justifient cette autre conclusion : les corps étrangers produisent l'absorption du cal déjà formé sur les points où ils sont en contact avec lui.

Au point de vue de la pratique on en déduira que les sétons, les chevilles d'ivoire, etc., sont des moyens convenables pour obtenir l'absorption d'un cal vicieux ou de certaines exostoses.

On devait soupçonner facilement sans expériences et sans exemples tous les faits relatés jusqu'ici en se rappelant ce principe de pathologie générale :

Un blastème qui se convertit en pus est entraîné hors du corps, et il en résulte une perte de substance ; mais en déterminant la suppuration d'un blastème, on détruit le nouveau tissu qu'il est appelé à former.

CHAPITRE III.

DE L'ACTION DES SOLUTIONS MÉDICINALES AU CONTACT DES OS.

Bien que les corps étrangers qui produisent la suppuration amènent nécessairement l'absorption des tissus au contact desquels ils sont placés, cette absorption n'est pas du tout une conséquence nécessaire des applications liquides ; aussi voyons-nous que des solutions d'iode ont été injectées entre des fragments osseux dans le but d'obtenir leur réunion. L'action que ces solutions pourront avoir sur les parties molles ne rentre pas dans le domaine de cet essai. Mais pour ce qui est des os, nous avons vu leurs effets analogues à ceux des corps étrangers en ce qu'ils produisent l'inflammation, la nécrose, et empêchent la formation du cal.

Voici quelques expériences qui éclaircissent ce point :

1° On perfora le tibia d'un jeune chien, et l'on remplit la perforation avec un liquide composé de $0^{gr},20$ de solution d'iode et $0^{gr},60$ d'iodure de potassium pour 10 gram. d'eau distillée, en l'y poussant avec une certaine force. Au bout de dix-huit jours l'os s'était nécrosé, nécrose qui s'étendait sur le corps du tibia, car la pression qu'on avait employée pour faire entrer et maintenir le liquide l'avait fait passer dans le canal médullaire.

L'application antérieure d'un séton sur cet os, au-dessous de la perforation, l'avait déjà enflammé ; aussi est-il probable que dans d'autres circonstances les effets n'eussent pas été si intenses, et l'expérience fut reprise.

2° On injecta comme précédemment, dans un os sain, la même solution iodée. Au bout de dix-huit jours la perforation ne s'était pas obstruée et une couche mince de l'os s'était nécrosée à ce niveau. De chaque côté de l'ouverture le périoste était épaissi par la déposition de cal, comme quand commence une nouvelle formation osseuse.

On répéta l'expérience avec une petite quantité de la solution, et il en résulta une perte de substance dans l'os représenté fig. 12, pl. I.

3° On perfora encore le tibia de ce chien et l'on y poussa une solution composée de trois gouttes d'acide chlorhydrique pour une drachme d'eau distillée. Dix-huit jours après il ne restait d'autre trace de la perforation qu'une légère dépression de chaque côté de l'os.

4° On perfora le tibia d'un chien et l'on y poussa une solution saturée de lactate de fer. Au bout de dix-huit jours on ne trouva plus que la dépression représentée fig. 12, pl. I.

CHAPITRE IV.

DE L'ACTION DES CORPS ÉTRANGERS DANS LES ARTICULATIONS.

Nous pouvons citer ici un cas curieux qui se trouve dans Percy. « Framboisier a vu une balle » abandonnée impunément dans le genou ; long- » temps après la cicatrisation de la plaie elle se » montrait sous la peau. Daniel Ghol en retira une » du pied ; elle y avait séjourné trente ans. » (*Op. cit.*, p. 165.)

Ceci nous indiquerait que, quand la plaie extérieure se referme et n'amène pas la destruction de l'articulation, les corps étrangers s'y comportent comme ces *corps des articulations* dont la présence et les effets sont bien connus.

CHAPITRE V.

BLESSURES DES OS.

DES CIRCONSTANCES QUI FAVORISENT LA PRODUCTION DU CAL, ET DE LA RÉUNION SANS CAL APPRÉCIABLE.

Ce sujet se divise très naturellement en :

1° Blessure simple de l'os sans fracture.

2° Fracture simple.

3° Blessures communiquant à l'extérieur, que l'on peut appeler : blessure compliquée et fracture compliquée.

§ I. Blessure simple de l'os sans fracture.

J'entends par blessure simple de l'os sans fracture une lésion dans laquelle le tissu osseux aura souffert à un degré variable, sans qu'il y ait à la peau plaie suppurante.

Elle pourra être constituée par :

a. Un décollement simple du périoste ;

b. Une fracture interstitielle ;

c. Une division mécanique du tissu osseux avec ou sans lésion du périoste ;

d. Une division ou un décollement de la membrane médullaire ;

e. Une blessure ou un décollement du cartilage articulaire.

a. D'après les expériences de Hunter et de quelques autres physiologistes, on s'était cru fondé à admettre que le périoste a seul la propriété de nourrir un os, de fournir à son développement et de réparer les lésions qu'il subit, par conséquent que le décollement du périoste était suivi nécessairement de nécrose.

On a reconnu partout que cette doctrine est fausse, et il est inutile d'en donner de nouvelles preuves. Je tire de Todd et Bowman le passage suivant ; il exprime très bien le rôle du périoste dans le cas qui nous occupe.

« Le développement extérieur de l'os n'est pas » dû à la présence du périoste. Le rôle que joue » cette membrane dans le dépôt du tissu osseux de » nouvelle formation ne dépend que du réseau vas- » culaire entremêlé à ses fibres ; ce dépôt s'opère » à la surface de la même manière qu'en tout » autre point de l'os (1). »

La circulation et la nutrition interrompues en un point du tissu osseux peuvent être suppléées, comme dans les parties molles, par celles des points voisins, mais non pas avec la même facilité.

Le périoste pourra donc se décoller sans que les

(1) *Physiological anatomy and physiology of man*, p. 128.

couches osseuses adjacentes périssent pour cela ; la circulation des canalicules osseux viendra nourrir la surface de l'os après la rupture des vaisseaux périostiques.

Mais ceci ne s'opère que dans des limites restreintes. Quand il y a plaie communicante et suppuration, les couches osseuses superficielles périssent si le décollement est considérable. Mais quand la peau est intacte, ou quand ce décollement provient d'une plaie sous-cutanée, il pourra être beaucoup plus considérable sans occasionner la nécrose, et dans l'état actuel de la science on ne saurait dire jusqu'à quel point il peut être porté.

Pour m'en faire une idée, je perforai la peau de l'épaule d'un chien et je décollai le périoste qui recouvre la partie externe de l'humérus; le décollement pouvait avoir un pouce de long sur trois quarts de pouce de large. Il n'y eut pas de suppuration. Dix-huit jours après, l'humérus était légèrement rugueux à l'endroit où j'avais décollé le périoste. Pas de nécrose ni d'apparence de cal.

b. L'existence de la fracture interstitielle et sa réparation qui ne laisse pas de traces sont des découvertes récentes ; elle est encore peu connue. Barton, de Philadelphie, fut le premier, je crois, qui remarqua cette affection sur des enfants et l'appela *bending*, qu'on peut traduire en français par *ploiement*. Elle fut depuis lors observée bien des fois. Guérin l'a vue se produire dans le rachitisme.

Dans tous les cas elle est constituée par la séparation des canalicules qui composent la substance osseuse sans rupture du périoste. Il y aura là des degrés fort variables depuis la divulsion de quelques canalicules dont on ne reconnaîtra l'écartement qu'à l'aide du microscope jusqu'à une fracture presque complète.

Comment cette lésion se répare-t-elle?

Il n'y a pas sur ce point de travail satisfaisant.

Il semble néanmoins que le cal ne s'y dépose pas en masses plus tard reconnaissables ; il se produirait un travail particulier qui rétablirait les solutions de continuité des canalicules osseux et de leurs parois.

c. Pour étudier les effets de la division mécanique du tissu osseux sans fracture de l'os, il sera facile de produire ce genre de lésion en perforant un os avec un instrument convenable. On aura soin, pour éviter la suppuration, de faire aux parties molles une plaie aussi petite que possible. En suivant les résultats de cette expérience jusqu'à ce que la réparation complète se soit effectuée, il y aura à observer :

1° Comment se comble la perforation ;

2° L'action qu'elle exerce sur le tissu osseux environnant.

En examinant l'os ainsi perforé quelques heures après cette opération, on trouve le trou comblé par ce qui m'a semblé être de la lymphe plastique mélangée à des globules sanguins. Six jours après, cette lymphe a acquis une consistance cartilagineuse, et au bout de dix jours l'ossification est complète. Le sixième jour le périoste est épaissi et vasculaire, il présente une élevure comparable à un tubercule développé sur la surface de l'os, ne résistant pas à l'ongle. Le tissu osseux qu'il recouvre et qui entoure la perforation est ramolli, son réseau vasculaire est développé, la matière inorganique y est en moindre proportion. Le diamètre de l'os pris dans le sens de la perforation s'est accru. Le dix-huitième jour, le tubercule qui s'était développé aux dépens du périoste se sera transformé en tissu osseux qui aura aussi en partie comblé le canal médullaire. Le cal remplira complétement la perforation et l'os lui-même sera revenu à son état normal, à part peut-être quelques traces de vascularité et d'épaississement.

La figure 7, pl. I, représente le tibia d'un chien. Cet os est perforé en deux points. On voit les tubercules osseux proéminer de chaque côté.

On sait si bien comment agit l'inflammation pour produire la tuméfaction et le ramollissement des os qui ont été lésés, qu'il serait superflu de nous étendre sur ce point.

D'après les expériences qui précèdent, on voit que la perforation de l'os est suivie de la production du cal ; rien de semblable à la suite du décollement du périoste. C'est là un point d'une grande importance pratique et qu'il ne faut pas perdre de vue.

d. On a admis assez généralement que le décollement de la membrane médullaire est suivi de la nécrose d'une portion de l'os. A ce point de vue elle ne diffère pas du périoste, on pourra la décoller dans de certaines limites sans que la nécrose s'ensuive. Pour le prouver je fus forcé de faire une assez grande perforation à un os, et j'enlevai cette membrane en élevant et en abaissant successivement la pointe du perforateur. Dix-huit jours après il n'y avait pas de nécrose, mais une substance qui me sembla un cal encore imparfait comblait la cavité médullaire au niveau du décollement de la membrane.

e. Les plaies ou les décollements des cartilages articulaires sont des accidents qui se présentent rarement dans la pratique de la chirurgie, mais on peut les produire facilement dans les expériences. Il est important de les étudier à cause du jour qu'ils jettent sur les cas de fausses articulations ; quoique celles-ci diffèrent des véritables sur certains points, elles leur ressemblent sur d'autres. Ce sont des surfaces osseuses très compactes dans lesquelles on ne trouve que peu de vaisseaux ; aussi leurs blessures ne se comportent pas comme celles d'une surface osseuse recouverte de périoste.

Je perçai l'articulation d'un lapin, traversant l'olécrâne et entrant dans l'extrémité de l'humérus. Il s'ensuivit une légère inflammation. Au bout de dix jours, je sacrifiai l'animal : il restait sur le cartilage les traces de la perforation sans aucune autre altération; le trou pratiqué dans l'os s'était complétement bouché.

§ II. Des fractures simples.

Les détails qu'on a donnés sur le mode de guérison des fractures simples ne donnent pas une idée bien claire de la réparation de l'os en elle-même, pour deux *causes* que voici :

1° La plupart des phénomènes qu'on observe proviennent des lésions faites aux parties molles, lésions qui retardent la formation du cal.

2° Les mouvements que font les malades ou les animaux sur lesquels on fait les expériences tendent aussi à retarder la formation du cal, et nous ne pouvons pas juger quelle peut être la plus courte durée et la plus simple marche de la guérison.

D'après les expériences de M. Lebert sur les os des lapins, dès le quatrième jour on trouvait des fibres et des globules très fins entre les extrémités de la fracture. C'est une production cartilagineuse qui commence. Au sixième jour, les corpuscules cartilagineux étaient parfaitement formés, et le cal était constitué par un cartilage uniforme. L'ossification commençait au dixième jour. Sur les fragments de l'os fracturé, on remarquait au quatrième une vascularité évidente, et au septième les extrémités et les surfaces de ces fragments étaient ramollies.

On voit donc que les effets de *la fracture simple*

ne diffèrent de ceux de *la perforation* qu'en ce qu'ils sont plus violents et se réparent plus difficilement.

§ III. Fractures et blessures compliquées des os.

Elles se guérissent par la suppuration et par la granulation, suivant une marche très analogue à celle que suivent les abcès et les lésions des parties molles.

A l'endroit où l'os est divisé par une fracture compliquée, les granulations se manifestent d'abord sur la membrane médullaire et s'étendent peu à peu vers la circonférence extérieure. C'est ce qu'on peut remarquer à l'extrémité des os projetant hors des moignons des membres amputés. Quand la plaie a mis la surface de l'os à découvert, les granulations commencent à la partie la plus spongieuse et s'étendent graduellement sur la partie plus compacte, et des deux côtés, sous ces granulations, l'os devient plus mou et plus vasculaire.

La différence entre les plaies sous-cutanées et les plaies extérieures des parties molles correspond à celle qui existe entre les fractures simples et les fractures compliquées. Les dernières sont non seulement plus sérieuses que les premières, mais encore la réunion s'y opère plus lentement. Cette différence est si facile à saisir, qu'il est inutile de nous étendre plus longtemps sur ce sujet.

§ IV. De l'état des parties dans une fracture non réunie.

Norris énumère quatre espèces différentes de fausses articulations.

Dans la première, les fragments sont entourés de substance cartilagineuse.

Dans la seconde, les fragments ne sont pas du tout réunis, et ne sont pas maintenus par les tissus environnants.

Dans la troisième, les fragments sont réunis par des tissus fibreux.

Dans la quatrième, il y a une véritable articulation, avec capsule fibreuse, membrane synoviale et cartilage articulaire.

Dans ces deux dernières espèces, les extrémités des fragments sont souvent couvertes par une couche osseuse d'une grande dureté ; la cavité médullaire est comblée et les tissus situés entre les extrémités osseuses ne possèdent presque aucune vascularité.

Comme exemple de l'état dans lequel on trouve habituellement les os d'une fracture non réunie, nous empruntons à M. Lebert le passage suivant (de la formation du cal) :

« Un homme, âgé de cinquante ans, eut au tiers » supérieur de l'humérus une fracture qui ne se » réunit pas, et il se forma une fausse articulation. » Les fragments étaient très mobiles et entourés » d'une masse fibreuse et ligamenteuse qui formait

» autour d'eux comme une nouvelle capsule arti-
» culaire.

» Tout autour des fragments, et sur leurs extré-
» mités, on trouva une substance d'un blanc
» bleuâtre, dans laquelle le microscope découvrait
» tous les éléments d'un vrai cartilage. » (Page 21.)

Il y a au musée Dupuytren un autre exemple du fait que nous venons de citer : c'est un cas de fracture non réunie de la clavicule, représenté fig. 11, pl. I.

Dupuytren, comme on le sait, considérait l'obliquité de la fracture comme une des causes les plus communes de la non-réunion des fragments, et Aug. Bérard dit que la plupart des cas de fausses articulations qui sont tombés entre les mains des chirurgiens présentaient des fragments obliques.

Je considère cette opinion comme très bien fondée, et s'il semble en être autrement dans les cas anciens, cela provient des changements que les fragments ont subis par l'absorption.

CHAPITRE VI.

DU TRAITEMENT DES FRACTURES NON RÉUNIES.

Les faits et les observations que nous avons présentés jusqu'ici ont pour but de servir de base à des déductions pratiques relatives seulement aux deux principaux objets de cet essai ; car je n'ai pas l'intention d'écrire une monographie des lésions des os.

J'ai préféré développer ainsi mon sujet plutôt que de rassembler des cas traités suivant diverses méthodes, à cause de la difficulté qu'on éprouve en suivant cette marche à arriver à des conclusions certaines.

Toutes les méthodes de traitement des fractures non réunies en appellent à l'expérience pour preuve de leur succès; on voit ainsi mettre en avant des observations qui, jugées sainement, prouveraient tout le contraire de ce qu'elles devaient démontrer.

Par exemple, on pensait que le premier cas de fracture non réunie de l'humérus que le docteur Physic traita par la méthode du séton était tout en faveur de cette méthode.

Mais à la mort du malade, qui arriva quelques années après, on trouva un cal informe divisé en deux par une large perforation qui occupait son milieu, et c'était là qu'on avait placé le séton. Ce cas démontre par conséquent que le cal ne s'était pas formé en ce point ni pendant le traitement, ni après cette époque ; il confirme les cas et les expériences cités déjà pour prouver l'action des corps étrangers sur la formation du cal.

Cet os est représenté dans un des premiers numéros d'un journal américain (*The American journal of medical science*) ; le trou du séton y est très mal représenté.

Nous en dirons autant de quelques cas traités au moyen de fils de fer qu'on passait autour des extrémités des fragments. On croyait à une réunion parfaite, et il se déclarait un abcès qui ne se guérissait que quand on en avait retiré un séquestre.

Ainsi donc, d'après nous, la meilleure méthode d'étudier ce sujet, celle qui doit conduire à de justes conclusions, doit reposer sur l'expérimentation et sur des faits physiologiques et pathologiques bien établis.

Personne ne peut nier la nécessité de continuer des recherches sur ce point, puisqu'on ampute de nos jours ou qu'on abandonne comme incurables de nombreux cas de fractures non réunies.

Nous allons commencer par présenter quelques unes des principales méthodes auxquelles on a eu recours. Les faits que nous avons présentés plus haut, des principes de pathologie bien établis, nous éclaireront sur leur valeur.

Sans aucun doute le but que l'on doit se proposer dans le traitement local est de ramener autant que possible la fracture ancienne aux conditions d'une fracture simple et récente, *sans la contusion et les désordres des parties molles* qui l'accompagnent.

Les faits que nous avons indiqués plus haut, les dangers bien connus d'une fracture compliquée avec plaie extérieure, nous font sentir tout le désavantage de la résection.

Cette opération consiste en effet à produire une fracture compliquée des plus dangereuses de l'humérus ou du fémur dans la plupart des cas; aussi ne la recommande-t-on en général que comme dernière ressource.

Il nous semble avoir donné des preuves suffisantes que l'insertion de corps étrangers entre les fragments ou à leur niveau ne repose pas sur de bons principes de chirurgie ; ils tendent à produire l'absorption des os ; ils empêchent la formation du cal et font suppurer le blastème.

M. Malgaigne, un des écrivains les plus distingués sur ce sujet, dit : « Cette longue permanence du » séton, établie en règle générale, est un véritable » contre-sens. »

Huit jours suffiront, ajoute-t-il, dans la plupart des cas; il en faudra quelquefois quinze ou vingt.

Au moyen de son séton, le docteur Physic voulait sans nul doute faire naître entre les fragments ce tissu semi-cartilagineux qui forme souvent les parois des fistules anciennes. Il est difficile de voir *à priori* en quoi sa méthode est plus vicieuse que l'autre, au moyen de laquelle on veut produire, en maintenant le séton pendant peu de temps, une inflammation aiguë des parties molles. Pour nous, nous pensons ces deux procédés également défectueux.

Les substances métalliques, les chevilles d'ivoire, les caustiques, sont sujets aux mêmes objections que le séton. La désagrégation des chevilles d'ivoire ainsi introduites dans le foyer d'une fracture s'explique comme celle d'un séquestre, nous l'avons fait entendre plus haut, par la macération que subissent ces corps ; et quand une partie de l'ivoire serait absorbée, quel bénéfice pourrait-il en résulter pour le malade ?

On objectera aux principes que j'ai donnés comme résultats du contact des corps étrangers, je le sais bien, les succès obtenus par toutes les méthodes où on les met en usage.

Mais il m'est facile de répondre à de telles objections.

En effet, si le séton et les méthodes analogues ont eu des succès, c'est qu'ils déterminent une induration des parties molles qui maintient en place les extrémités des fragments, mais il n'y a pas tendance à la formation du cal.

En outre, les corps étrangers exaltent la sensibilité et favorisent le repos de la partie malade en rendant les mouvements très douloureux.

Ces bons effets du séton ne sauraient amener un heureux résultat dans les cas difficiles.

Cependant on a publié des statistiques et elles semblent dire le contraire de ce que j'avance.

Cela tient à deux causes.

En premier lieu, on n'a publié que les cas les plus favorables et les insuccès sont passés sous silence.

Et puis, dans les derniers temps, on n'a pas traité ainsi les cas difficiles ; ceux des fractures anciennes de l'humérus et du fémur dont les fragments étaient très mobiles.

Gibson et Norris nous ont dit l'un et l'autre que dans des cas de ce genre le docteur Physic lui-même ne recommandait pas l'emploi du séton.

Quant à ses bons effets, nous croyons les obtenir par une autre méthode qui en a tous les avantages, et bien d'autres encore, sans les inconvénients et les dangers.

Il pourra sembler bien présomptueux de blâmer les résections et l'emploi du séton, maintenant que la plupart des chirurgiens ont adopté ces méthodes de traitement.

Je me retrancherai donc derrière l'opinion de Larrey père, dont l'autorité sur un point de pratique ne sera révoquée par personne.

Dans son ouvrage, *Mémoires de chirurgie militaire*, publié en 1812, il exprime (pages 132 et 133, vol. II) l'opinion qu'il vaut mieux abandonner à la nature un cas pour lequel les autres moyens ont échoué, que d'avoir recours au séton ou à la résection, qui sont entourés des plus grands dangers.

Dans la *Relation médicale des campagnes et voyages*, publiée en 1841, p. 109, il dit, que l'expérience qu'il avait acquise, que les observations qu'il avait recueillies dans divers pays, et surtout à Londres, l'avaient confirmé dans sa première opinion.

Je suis donc autorisé à établir, en règle générale, qu'il faut éviter toute opération qui amènera la suppuration.

Doit-on agir surtout sur les parties molles ou sur les os eux-mêmes?

La réponse de M. Malgaigne à cette question est en faveur des parties molles; mais il nous semble qu'il ne donne pas des raisons suffisantes pour opérer exclusivement ainsi.

D'après le principe de pathologie générale qu'on appelle la loi de formation analogue, un blastème se convertit en un tissu analogue à celui qui l'entoure et dont il procède.

« Le blastème qui se développe dans le tissu » aréolaire devient tissu aréolaire lui-même; il » devient substance nerveuse à l'extrémité d'un » nerf divisé (1). »

Et s'il est vrai qu'il faut ramener une fracture ancienne aux conditions d'une fracture simple et récente, avec les différences que nous avons indiquées, il est certain qu'il faudra agir à la fois sur les os et sur les parties molles, mais avant tout sur les os.

(1) Vogel, *Anatomie pathologique.*

L'examen attentif d'une fausse articulation me semble démontrer que l'irritation des parties molles ne suffit pas seule pour déterminer la production du cal sur ces surfaces incrustées de cartilage et de tissu ligamenteux. Il faut, dans ces cas, je pense, à l'aide de plaies sous-cutanées, faire de nouvelles surfaces osseuses; ces surfaces seront opposées l'une à l'autre et en contact; la division des parties molles devra y exciter une légère inflammation sans suppuration; la blessure des os devra présenter une profondeur et une étendue considérables pour pouvoir déterminer la vascularité et le ramollissement que l'on remarque toujours sur des fragments avant que la réunion s'effectue. Les nouvelles surfaces obtenues, en somme égales à celles que l'on produit par une résection, devront parfois être nombreuses; il faudra recommencer de temps à autre l'opération à l'aide de laquelle on les fait.

Cette opération ne devra donc pas exposer les parties à une inflammation violente; elle ne devra pas non plus être très douloureuse; en outre, il faudra pouvoir l'associer à d'autres moyens d'une utilité constatée ou indispensables pour assurer l'immobilité des fragments.

Personne, que je sache, n'a jusqu'ici imaginé une opération qui réponde aux conditions que j'indique. Plus d'un chirurgien, sans nul doute, a cherché à les remplir; mais les résultats auxquels ils sont parvenus sont restés bien au-dessous du but qu'ils se proposaient.

Blandin, dit-on, divisa sans succès les tissus fibreux interposés aux extrémités des fragments. Plus récemment Miller, d'Edimbourg, qui semble se considérer comme l'inventeur de cette méthode, la recommanda aux chirurgiens. Dans son ouvrage de chirurgie (1) il dit : « Quand la méthode des » incisions sous-cutanées se répandit dans la pra- » tique, il me vint à l'idée qu'on pourrait bien » l'appliquer au traitement des fractures non réu- » nies. Je proposais d'enfoncer obliquement jus- » qu'à l'os une forte aiguille à bord tranchant, et » de couper, en lui imprimant des mouvements en » tous sens, les trousseaux ligamenteux et les cou- » ches denses qui entourent et recouvrent les ex- » trémités osseuses. »

En Amérique, le chirurgien Sanford avait mis en pratique cette même méthode. Comme le précédent, il croit l'avoir inventée.

La différence qu'il y a entre ces divisions sous-cutanées et la perforation des os ressort d'elle-même; il n'y a pas lieu de s'appesantir sur ce point.

L'instrument dont je me suis servi est un perforateur de mon invention; il pénètre facilement dans tous les sens l'os le plus dur et l'ivoire. Il est représenté réduit de moitié planche II, fig. 5.

Il se compose d'un manche sur lequel s'adaptent des pointes de *dimensions différentes* suivant les besoins.

(1) *Miller's Surgery.*

Pour m'en servir je procède ainsi :

Lorsque la fracture est oblique, ou qu'il y a chevauchement des fragments, je perce la peau avec l'instrument dans un endroit qui me permette de transpercer les extrémités des fragments, de léser leurs surfaces et de traverser les tissus, quels qu'ils soient, qui se sont formés entre eux. Après cette première opération je dégage l'instrument de l'os sans le retirer de la peau ; je change sa direction, je fais une nouvelle perforation, et je répète ceci aussi souvent que je le juge nécessaire.

Dans la plupart des cas il est préférable de commencer par deux ou trois perforations seulement, afin que les effets produits ne soient pas trop énergiques. En retirant l'instrument on aura soin d'appliquer du collodion sur la piqûre.

La fig. 11, pl. I, et la fig. 7, pl. II, où nous représentons l'instrument appliqué sur des fractures obliques, donneront une meilleure idée de l'opération que toutes les descriptions possibles.

Dans les cas où les fragments sont autrement situés, on doit avoir recours à une méthode différente pour appliquer l'instrument afin d'obtenir toujours le résultat qu'on se propose ; à savoir, agir tout à la fois sur la partie superficielle et sur la partie profonde des fragments, et diviser les tissus qui se sont formés entre eux.

Dans l'explication des planches nous indiquerons les moyens que nous avons trouvés pour régulariser l'action de cet instrument dans le cas où il y aurait danger de blesser les vaisseaux en pénétrant trop profondément ou en glissant sur la surface de l'os.

Chacune des parties de l'opération que nous venons de décrire est essentielle à son succès.

La division des tissus situés entre les fragments n'aurait par elle-même que peu d'effet. Si l'on rugine en même temps les surfaces osseuses, l'effet n'est pas encore bien grand, comme nous l'avons démontré par des expériences ; mais si en outre on fait à l'os plusieurs blessures profondes, on obtiendra des résultats durables et qui mèneront la maladie à bonne fin en mettant les fragments dans des conditions favorables à la réunion. On obtiendra des effets plus énergiques en renouvelant les ponctions ou en se servant d'un instrument de dimensions supérieures. Après l'opération, il faut appliquer des attelles ou un appareil convenable, afin d'obtenir l'immobilité des fragments, et, suivant que l'indiqueront les effets obtenus, il faudra recommencer l'opération de temps en temps avec plus ou moins de ponctions.

Nous ne saurions mieux montrer les effets produits par cette méthode de traitement qu'en rapportant les observations des cas où nous l'avons appliquée à l'homme. Faisons remarquer néanmoins que dans aucun de ces cas, dans aucune de nos expériences sur les chiens et les lapins il ne s'est produit de nécrose, de suppuration ni d'inflammation intense. Ce fait est d'une grande importance, car il nous montre que les petites parcelles d'os laissées dans la plaie par le perforateur ne suffisent pas pour produire de la suppuration. Loin de nuire à la guérison, il est assez probable que ces petits fragments, agissant comme des corps étrangers qui peuvent être absorbés ou se réunir à l'os, ont une grande influence sur les résultats et sur le succès de l'opération.

Ses effets sont si rapides, que dans les cas où j'ai employé ma méthode il ne s'est jamais passé une semaine sans qu'il se manifestât une amélioration décisive. Ceci m'a porté à croire qu'elle convenait pour hâter la réunion des fractures simples aussi bien que pour la produire lorsqu'elle éprouve de grands retards.

On pourra remarquer que plusieurs fractures traitées par ma méthode n'étaient pas très anciennes et auraient pu se réunir à la longue sans aucune opération. Mais la perforation est si peu douloureuse, elle produit de si bons résultats, que je la recommanderai partout où la réunion éprouve le moindre retard, pour prévenir la formation d'une fausse articulation comme pour remédier à celle qui se serait déjà formée.

Comme je l'ai déjà dit, une simple perforation de l'os se comble en bien moins de temps qu'il n'en faut à une fracture simple pour se réunir. Il ne paraîtra donc pas étonnant que cette opération soit capable de hâter la réunion d'une telle fracture. La cicatrisation des parties molles et du périoste occupe une grande partie du temps que met une fracture à se réunir; et à cette période de la fracture les surfaces osseuses ne sont plus dans les conditions d'une division récente. C'est alors que, pour hâter la réunion, on pourra avoir recours aux perforations. Répétées assez souvent, elles produiront une effusion constante de blastème, semblable à celle des blessures des parties molles.

Les observations suivantes montreront jusqu'à quel point ma méthode a été mise à l'épreuve.

Première observation. — Le malade s'était fait une fracture simple de la jambe gauche. Pendant le traitement on le transporta d'une maison dans une autre. Il fit beaucoup de mouvements dans le trajet et produisit un grand déplacement des fragments. Au bout de dix semaines, la réunion n'avait pas commencé à se produire, le malade s'inquiétait beaucoup et me pressait instamment de faire quelque chose pour le guérir.

Bien que je n'eusse encore affaire qu'à un cas de réunion retardée et non à une fausse articulation, j'accédai à ses désirs. Je fis, par une seule ouverture à la peau, trois perforations qui traversaient chacune les deux fragments du tibia. On comprendra facilement comment je m'y pris, en voyant la figure 7, pl. II.

Je ne fis pas d'autre ouverture à la peau que celle par laquelle j'introduisis l'instrument, et j'y appliquai immédiatement du collodion en retirant celui-ci. Le traitement fut continué comme précédemment, et une semaine après la perforation il y avait un commencement appréciable de réunion.

Pendant six semaines le cal se consolida tous les jours de plus en plus, et après ce laps de temps il était assez fort pour que je pusse retirer les attelles.

Deuxième observation. — Dans le second cas où j'eus occasion d'employer ma méthode, le malade avait été déjà soumis à un traitement éclairé ; on avait eu plus tard recours sans succès au séton. Ce cas est rapporté dans un journal américain (*North-Western medical and surgical journal*, mois de mars 1852).

Alcot Barnes, âgé de vingt-six ans, fut pris dans une courroie qui s'enroulait sur un axe, le 10 juin 1850, et se fractura l'avant-bras.

Il fut pansé par le docteur Hawley de Yorkville, qui lui appliqua suivant les règles deux attelles.

Pendant deux mois on leva l'appareil tous les huit jours environ ; puis il alla consulter le docteur White de Kalamozoo, qui lui appliqua pendant un mois des attelles creuses.

A cette époque, ce chirurgien, ne voyant pas la réunion se produire, passa un séton de soie entre les fragments et le maintint pendant trois semaines.

Le malade en souffrait beaucoup, la suppuration était très abondante, on retira le séton ; on fit un pansement simple sur la plaie, et au bout de huit jours on reprit les attelles dont l'emploi fut continué pendant cinq semaines. On les retira, et il n'y avait aucun signe de réunion.

Tels sont les renseignements que fournit le malade. Depuis le moment où il quitta le docteur White jusqu'à celui où je l'examinai, le 10 février 1851, il ne suivit aucun traitement ; il présentait alors une fracture non réunie située à l'union du tiers inférieur avec les deux tiers supérieurs du radius droit ; fracture oblique avec chevauchement et mobilité des fragments.

J'enfonce (10 février 1851) mon perforateur au niveau de la fracture, et je perfore les deux fragments au point où ils se recouvrent. Je dégage l'instrument de l'os et je fais deux autres perforations obliques en bas. Alors seulement je retire mon instrument de la peau, je mets du collodion sur la piqûre et j'applique un appareil inamovible. Pendant quelques jours, à la suite de cette opération, la sensibilité de la partie malade était très exaltée.

Le 17 février, la sensibilité anormale a disparu et j'enlève le bandage. Je recommence l'opération comme la première fois, en choisissant un autre point pour faire la piqûre, et j'applique un nouvel appareil inamovible le 11 mars. Je renouvelle l'opération et le bandage ; la mobilité est à peine sensible.

Le 21 mars je lève l'appareil, la réunion est parfaite.

Les bandages inamovibles furent appliqués pendant sept semaines ; mais cette précaution était superflue ; il est même probable que j'aurais pu omettre la dernière opération.

Troisième observation. — Le sujet de cette observation était un jeune homme d'Elgin, État de l'Illinois, qui portait depuis trois mois une fracture du tibia non consolidée. Il s'était formé au niveau de la fracture de petits abcès suivis d'ulcération des téguments ; les fragments ne paraissaient avoir aucune tendance à se réunir.

Je leur fis en une seule opération trois perforations en sens différents, et j'appliquai sur le membre un bandage dextriné. Je ne revis plus ce malade, ce qui m'empêche de donner sur son compte de plus amples renseignements ; mais j'appris quelques mois après qu'il avait promptement recouvré l'usage de sa jambe.

Quatrième observation. — Cas de fracture du maxillaire inférieur produite par un coup de pied de cheval que le malade reçut le 10 juillet 1853.

La fracture était oblique et rapprochée de la symphyse du menton. Des dents fort irrégulières et des mouvements indépendants de la volonté du malade retardaient beaucoup la formation du cal.

Il existait sur la partie antérieure du cou une ancienne cicatrice de brûlure ; les brides cicatricielles s'étendaient du menton à la partie supérieure du sternum, ce qui avait empêché l'application du bandage convenable et tous les mouvements de la tête retentissaient sur l'os brisé.

Au bout de cinq semaines les fragments étaient encore parfaitement mobiles, et je fis, le 14 août, plusieurs perforations obliques sur la ligne de la fracture ; je me servis pour cela d'un instrument de petites dimensions. Quinze jours après les fragments ne jouaient plus l'un sur l'autre, et le 1er octobre ils étaient parfaitement réunis. Pendant les six semaines ainsi écoulées, j'avais répété quatre fois l'opération suivant les mêmes règles.

Cinquième observation. — Je tire cette observation d'un journal américain (*Buffalo medical journal*, numéro du mois de mai 1853, page 738). Elle fut publiée par le docteur Harvey Jewett (de Canandaigua) New-York...

« M. P., âgé de trente ans, fut pris le 31 septem-
» bre 1852 sous une grosse pierre qui lui brisa les
» deux os de la jambe, le tibia à son tiers supérieur,
» le péroné à son tiers inférieur.

» Au moment de l'accident on lui appliqua les
» pansements ordinaires et le membre fut placé sur
» un plan incliné.

» Le douzième jour après l'accident, le malade
» desserra son appareil ; son médecin lui accorda de
» rester ainsi pendant trois jours, après lesquels il
» resserra le bandage.

» Au bout de douze semaines on retira l'appareil :
» la cheville et le pied étaient œdématiés ; le péroné
» s'était consolidé, mais les fragments du tibia ne
» présentaient pas la moindre trace de réunion.

» Je fis faire une longue alène droite (*a long straight*
» *awl*) (l'alène ordinaire n'est pas assez longue pour
» cette opération) : je l'introduisis entre les fragments
» et je fis cinq ou six perforations dans le fragment

» inférieur; puis, sans retirer mon instrument de la » peau, j'en fis autant sur le fragment supérieur.

» Le membre fut maintenu dans un appareil ; le » malade fut mis à une alimentation généreuse, » et de temps à autre on lui donnait un verre de » bière forte (*porter*). Au bout de quinze jours » je fis une seconde opération semblable à la pre- » mière, et je remis comme avant un appareil et » des attelles. J'enlevai cet appareil au bout de dix » semaines ; la réunion était complète. »

Le docteur Jewett ajoute à ce sujet : « La sim- » plicité, le peu de danger, la facilité de cette » opération, comparée aux autres méthodes que » l'on a proposées pour guérir les cas semblables, la » recommandent, en admettant qu'elle soit aussi » efficiente, à notre attention.

» Relativement aux autres opérations, les dou- » leurs qu'elle occasionne sont légères ; elle ne » s'accompagne pas d'hémorrhagie ; elle prévient » complétement la suppuration qui tend à con- » vertir en pus le blastème réparateur.

» Le résultat de cette méthode de traitement a » été jusqu'ici des plus satisfaisants, et j'espère » qu'elle sera mise de bonne foi à l'épreuve quand » des cas du même genre se présenteront aux chi- » rurgiens. »

CHAPITRE VII.

DE LA PERFORATION SOUS-CUTANÉE APPLIQUÉE AU TRAITEMENT DE CERTAINES DIFFORMITÉS.

Quand j'examinai les os des chiens sur lesquels j'avais fait mes expériences pour étudier l'effet des perforations sur la production du cal, je remarquai que quelques uns de ces os se ployaient sous le moindre effort, ou se brisaient à la manière du bois vert quand on y mettait plus de force.

Les effets que j'observais ne provenaient pas seulement de la perforation qui affaiblissait l'os en lui enlevant une partie de sa substance ; ils résultaient aussi de l'inflammation qui avait transformé la nature de l'os dont le corps était devenu plus épais, le tissu moins compacte et plus vasculaire. L'idée me vint alors d'appliquer la perforation à la guérison de certaines difformités des os, en y produisant sans effort considérable et sans diviser le périoste une fracture partielle. Pour m'assurer que cette méthode était applicable, j'ajoutai les expériences suivantes à celles que j'ai déjà citées.

1° Je perforai vers leur milieu le radius et le cubitus d'un jeune chien. Je fis deux perforations dans chacun de ces os et leur enlevai une partie de leur périoste. Au bout de huit jours, j'essayai de ployer les os avec mes mains ; ils cédèrent légèrement sans faire entendre de bruit, et un léger effort suffit pour les briser. J'appliquai sur la fracture un appareil inamovible garni d'une attelle légèrement angulaire ; au bout de dix-huit jours, je sacrifiai le chien et je trouvai que l'os était très tuméfié ; on le ployait très facilement, et il était tellement mou près de la fracture qu'un instrument pointu y pénétrait sans aucune difficulté. (Fig. 10, pl. I.)

2° Je perforai de la même manière le radius et le cubitus d'un autre chien. Au bout de six jours je fis avec la main un petit effort pour les ployer; j'y réussis sans peine, mais il se produisit un léger craquement. J'appliquai sur la fracture une attelle angulaire. Au bout de treize jours elle était parfaitement consolidée et il n'y avait aucune apparence de cal à la surface des os. Le périoste était intact, à part, sur chacun des os, une légère ouverture du côté où la fracture faisait un angle sortant. La fracture du radius était incomplète, mais traversait presque toute l'épaisseur de l'os ; celle du cubitus était aussi incomplète, et du côté de l'angle rentrant un tiers de l'épaisseur de l'os n'était que ployé sans trace de fracture. (Fig. 9, pl. I.)

Cette expérience nous montre que, lorsque la fracture est incomplète sans division du périoste ni déplacement des fragments, ses effets sont légers et sa guérison facile, comparativement à ce qui a lieu lorsque la fracture est complète.

Dans les deux cas il n'y eut pas de déplacement; les chiens ne manifestaient pas de douleur.

On remarquera que les os que l'on a perforés deviennent fragiles comme ceux qui sont affectés de certaines maladies : le rachitisme, par exemple.

Bien qu'il soit très désavantageux d'appliquer des bandages sur des animaux pour ployer leurs os, les expériences rapportées ci-dessus établissent, je pense, les conclusions suivantes :

1° On parviendra sans grand effort, et en déterminant peu de douleurs, à changer en un point quelconque la direction d'un os au moyen de la perforation, qui permet de le fracturer facilement et sans danger.

2° On pourra encore, au moyen de la perforation et sans division du périoste, produire des fractures incomplètes qui laisseront intacte une partie des fibres de l'os.

On pourrait sans nul doute, en agissant graduellement et de plus en plus fort, utiliser ces recherches pour faire ployer un os sans le fracturer, comme on ploie un cal vicieux pour redresser une fracture récente qui se consolide mal. Mais cette opération serait, je pense, plus douloureuse et pourrait avoir des conséquences plus graves qu'une fracture incomplète.

M'autorisant donc de ces bons résultats, je propose la perforation dans les traitements de certaines difformités de curation difficile et comme remplacement de quelques opérations graves.

On pourra donc l'appliquer dans les cas suivants :

1° L'ankylose complète par adhérences osseuses ou fibreuses, quand ces adhérences sont trop solides pour qu'on puisse les rompre en y employant une force modérée, et que la mauvaise disposition de cette ankylose rend le membre inutile. Lorsqu'on aura guéri la maladie primitive, dont l'ankylose n'est qu'un symptôme, on pourra redresser un membre au moyen de ma méthode.

2° Dans des cas de consolidations vicieuses qui rendent un membre inutile, ou même qui incommodent beaucoup le malade par leur disposition. Quand la consolidation sera parfaite, on pourra encore redresser le membre par la perforation.

3° Ma méthode trouvera son application pour le redressement des os courbes à la suite du rachitisme ou du ramollissement osseux, pourvu toutefois que l'on ait obtenu une guérison radicale de ces maladies.

4° On pourrait encore, dans un cas d'ankylose de l'articulation coxo-fémorale, fracturer le fémur à l'aide du perforateur et déterminer la formation d'une fausse articulation.

Dans des cas de ce genre, ma méthode remplacerait avantageusement l'opération de Barton, qui consiste à scier un fragment osseux en forme de coin et à briser la languette qu'on laisse au-dessous ; on redresse alors le membre graduellement.

Si l'on supposait même qu'il faille, en une seule opération, faire un nombre suffisant de perforations et fracturer l'os aussitôt, il serait facile d'en diviser la moitié ou les deux tiers à l'aide de mon instrument et de fracturer méthodiquement le reste. On substituerait ainsi à une fracture compliquée de plaie extérieure une fracture simple dont le traitement serait ensuite facile à conduire pour obtenir le redressement voulu.

Récemment le docteur Buck a modifié l'opération de Barton pour une ankylose du genou par soudure osseuse; ce chirurgien a reséqué son coin osseux sur l'articulation ankylosée elle-même.

Ne pourrait-on pas remplacer cette opération par une section partielle et sous-cutanée.

Elle remplacerait aussi cette autre opération de Barton qui consiste à scier la partie supérieure du fémur pour y produire une fausse articulation.

En troisième lieu, ma méthode s'appliquerait bien à tous les cas où l'on veut produire une extension forcée; et quand cette dernière est contre-indiquée, on pourrait toujours avoir recours à ma méthode.

Si l'opération que je propose répond à mon attente, elle aura sur toutes les autres une supériorité incontestable, car les dangers auxquels elle expose ne sont pas comparables à ceux qui entourent ces opérations; même elle en présente moins qu'une fracture simple, et si je puis juger de ce qui se passerait alors par ce que j'ai vu quand je l'ai appliquée aux fractures non réunies, on ne peut s'attendre qu'à une inflammation des plus modérées.

M. Bonnet, de Lyon (1), blâme les deux opérations de Barton. Pour celle où ce chirurgien se propose de produire une fausse articulation près de la hanche, nous pensons aussi qu'elle ne doit pas être tentée, car dans le cas dont Barton donne la relation la réunion se produisit, et j'ai connaissance d'un autre cas analogue opéré par le docteur Post, de New-York, qui perdit son malade des suites de l'opération.

Quant à la seconde opération de Barton, l'opinion de M. Bonnet est plus contestable.

Suivant le but qu'on aura en vue dans ces cas, on agira de différentes manières.

Quand on se proposera de diminuer la consistance d'un os pour le fracturer facilement ou le perforer plusieurs fois par une seule ouverture à la peau, on retirera l'instrument et l'on recommencera l'opération par un autre point. Si l'on se sert d'un instrument dont les dimensions sont en rapport avec celles de l'os, cinq perforations faites par deux ouvertures à la peau couperont à peu près les deux tiers de l'épaisseur de l'os; et au bout de quelques jours l'inflammation qui se développera aura suffisamment ramolli le dernier tiers pour qu'il soit facile de le fracturer.

On comprendra facilement comment il faut s'y

(1) *Traité de thérapeutique des maladies articulaires.* Paris 1853, p. 308.

prendre pour diviser ainsi un os en regardant la fig. 6, pl. II. Elle représente un os que l'on coupe suivant ce procédé.

Je pense néanmoins qu'il serait préférable de faire ces perforations en plusieurs fois, afin d'éviter une inflammation trop intense. Il sera bon d'attendre six jours avant de fracturer l'os pour que la petite plaie se cicatrise et pour permettre au tissu osseux qui reste entre les perforations de se ramollir, ce qui diminue beaucoup la résistance de l'os.

Quand on se proposera de produire une fracture incomplète, les perforations devront autant que possible porter sur un seul côté de l'os, et l'on agira suivant les mêmes règles que précédemment. Dans certaines circonstances il faudra chercher à ne produire la fracture que peu à peu, et pour arriver à ce résultat on se servira avantageusement d'un appareil à vis.

Si l'on désire faire ployer un os, on devra faire les perforations le long de cet os par trois points différents, séparés l'un de l'autre par un espace d'un pouce. On les recommencera de temps à autre avec des instruments de plus en plus petits, jusqu'à ce que l'os se soit *tuméfié* et *ramolli* dans toute son épaisseur, ce qu'il sera facile de reconnaître par la résistance moindre qu'éprouvera le perforateur. On appliquera alors sur le membre un appareil à extension graduée, et en faisant de petites perforations superficielles qui ramolliront les couches extérieures de l'os, on évitera tout danger de fracture.

J'ai fait l'essai de ces opérations sur le cadavre. Il m'a suffi dans un cas de quatre perforations dans un sens et de trois dans un autre pour pouvoir briser un fémur en frappant sur le genou, sans grand effort, avec la paume de la main, après avoir mis un billot sous la cuisse. La fracture s'était produite si facilement, que je fus porté à penser que cette fragilité n'était pas normale. Mais quand il en serait ainsi, ce fémur ne saurait être plus fragile qu'un os traité de la même manière et soumis pendant un certain temps à l'inflammation qui affaiblit beaucoup, comme je l'ai dit plus haut, la résistance du tissu osseux.

En terminant ce mémoire, je dirai que je me suis servi de mon instrument pour faire une perforation simple dans un cas d'inflammation de l'os où je soupçonnais une tendance à la suppuration. La maladie avait son siége à la partie supérieure et interne du tibia; le malade souffrait beaucoup. Je fis deux perforations qui le soulagèrent des douleurs ; il n'y eut pas de suppuration.

EXPLICATION DES PLANCHES.

PLANCHE PREMIÈRE.

Fig. 1re. — Balle logée dans l'aile gauche d'un sphénoïde ; elle y était restée longtemps sans produire de suppuration.

a. La ligne sombre qui entoure la balle montre la tendance à l'absorption produite en général dans les cas semblables. Il n'y avait pas eu d'exostose.

(*Pièce tirée du musée du Val-de-Grâce.*)

Fig. 2. — Balle logée dans la tête et le col de l'humérus ; elle y avait produit une absorption considérable. Pas d'apparence de cal.

a. Cavité qui contient la balle.

(*Pièce tirée du musée du Val-de-Grâce.*)

Fig. 3. — Extrémité inférieure du tibia et du péroné d'un chien. Cette pièce montre l'effet d'un séton de laine maintenu pendant vingt-neuf jours en contact avec l'os.

a. L'entaille produite par l'absorption.

b. Portion de l'os nécrosée.

Fig. 4. — Extrémité inférieure du tibia et du péroné d'un chien. Cette pièce montre l'effet d'un séton de soie maintenu pendant vingt-neuf jours.

a. L'entaille produite par l'absorption ; elle est tout à fait lisse, sans nécrose ni exostose.

Fig. 5. — Radius d'un chien qui montre l'effet d'un séton de coton maintenu pendant dix-huit jours.

a. L'entaille produite.

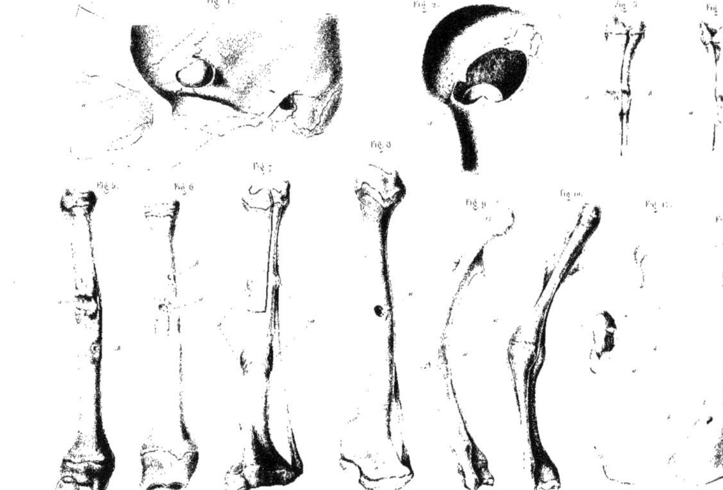

b. Perforation faite trois jours avant la mort du chien : le trou est comblé, le tissu osseux environnant est plus vasculaire qu'à l'état normal.

Fig. 6. — Radius d'un chien montrant l'effet d'un fil de fer qui avait produit la suppuration.

a. L'entaille produite par le fil de fer en contact avec l'os pendant dix jours. Il s'était passé huit jours entre la chute du fil de fer et la mort du chien ; l'entaille est en partie comblée.

b. Rugosité légère qui se produisit après avoir dénudé l'os de son périoste.

Fig. 7. — Tibia et péroné d'un chien : on voit sur le tibia l'effet d'une perforation.

aa. Tubercules de cal développés sur la perforation qui avait été faite dix-huit jours avant.

Fig. 8. — Tibia et péroné d'un chien. On avait introduit une petite cheville de bois dans la perforation qui y est représentée.

a. La perforation. Pour y introduire la cheville, on l'avait forcée ; dix-huit jours après, elle était entourée de pus et lâche dans la perforation qui avait triplé de grandeur. Les bords de l'ouverture sont lisses et arrondis

Fig. 9. — Cubitus et radius d'un chien. On avait fait, par une seule ouverture, des perforations en divers sens, et, au bout d'une semaine, on plia les deux os. Treize jours après cette seconde opération, on tua le chien.

a. Point où l'os a été perforé ; il est tuméfié à ce niveau. En enlevant le périoste, on trouva une fracture incomplète sur la convexité de l'os ; du côté concave, il avait ployé sans se fracturer.

Fig. 10. — Radius et cubitus d'un chien. On brisa les deux os une semaine après les avoir perforés en plusieurs sens. On tua le chien avant que la réunion ait eu le temps de s'effectuer.

a. Point où l'os a été perforé ; il est tuméfié à ce niveau. Fracture sans division du périoste.

Fig. 11. — Fracture de la clavicule non réunie.

a. Fausse articulation dont les surfaces sont encroûtées de cartilage.

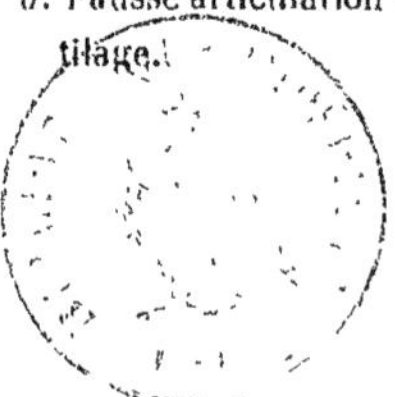

c. Point où il faudrait faire la perforation dans un cas semblable.

(*Tirée du musée Dupuytren.*)

Fig. 12. — Partie du tibia d'un chien : effet de l'introduction des liquides dans des perforations.

b. Perforation dans laquelle on a introduit une solution iodée : état de l'os dix-huit jours après cette opération. La perforation est imparfaitement comblée ; pas de cal à la surface.

b. Perforation dans laquelle on a introduit du lactate de fer ; vue dix-huit jours après cette opération, la perforation est comblée ; mais il reste une dépression sur la surface de l'os.

PLANCHE DEUXIÈME.

Fig. 1re. — Fracture du fémur : la formation du cal empêchée par la nécrose.

a. Fragment nécrosé.

b. Cavité qui l'entoure.

c. Cal en forme de virole.

(*Tirée de la collection de Guy aîné.*)

Fig. 2. — Fémur et tibia : une portion du corps du fémur s'est nécrosée ; le séquestre est descendu dans l'espace poplité ; le tissu osseux s'est absorbé sur son passage, et s'est ensuite refermé derrière lui.

a. Le séquestre.

b. Extrémité supérieure du tibia absorbée en un point où elle était en contact avec le séquestre.

c. Fémur.

(*Tirée du musée Dupuytren.*)

Fig. 3. — Partie de la tête du tibia : nécrose de la surface de l'os ; absorption qui commence autour du séquestre.

a. Le séquestre.

b. Fissure produite par l'absorption de la partie vivante au contact de la partie morte.

(*Tirée du musée du Val-de-Grâce.*)

Fig. 5. — Trois plaques métalliques réunies par des charnières, on peut les fixer sur un membre au moyen des courroies

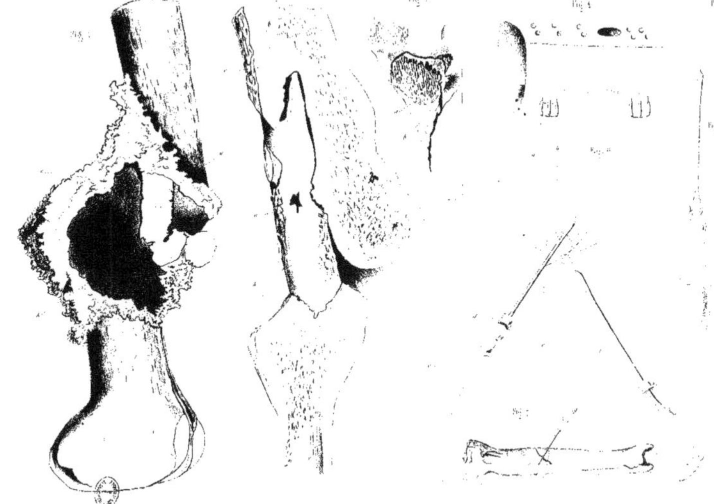

qui y sont attachées. La plaque du milieu est percée de trous afin de livrer passage au perforateur. Cet appareil a pour but de régler l'action du perforateur et de l'empêcher de léser les parties molles en glissant sur la surface de l'os. La tige du perforateur est munie d'un arrêt à vis ; on le fixe en un point convenable, et quand on se sert de l'instrument, cet arrêt, retenu par la plaque, l'empêchera de pénétrer trop avant quand la perforation sera faite. (*Demi-grandeur.*)

Fig. 5. — Le perforateur. Il est composé d'un manche auquel s'adaptent des pointes de diverses dimensions. Elles sont construites de façon à faire des parcelles aussi petites que possible en perforant un os frais, et d'une trempe assez dure pour couper l'ivoire. (*Demi-grandeur.*)

Fig. 6. — Coupe transversale d'un membre ; section sous-cutanée de l'os au moyen du perforateur.

a. La peau.

b. L'os.

c. Le perforateur qui a traversé l'os.

d. Arrêt qui empêche de blesser les parties molles après la perforation de l'os. Il est mobile et muni d'une vis qui permet de le fixer sur le perforateur suivant l'épaisseur de l'os.

e. Quatre perforations faites dans le même sens par une seule piqûre à la peau.

f. Application de l'instrument sur un autre côté de l'os, afin d'effectuer une section plus complète de l'os.

Fig. 7. — Application du perforateur à une fracture du tibia. On peut, par une seule ouverture à la peau, perforer les fragments autant de fois qu'on le juge nécessaire.

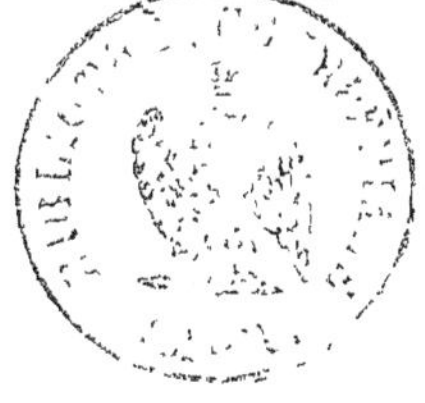

TABLE DES MATIÈRES.

FIN.

www.ingramcontent.com/pod-product-compliance
Ingram Content Group UK Ltd.
Pitfield, Milton Keynes, MK11 3LW, UK
UKHW022122260726
13993UKWH00003B/1173